AF468694

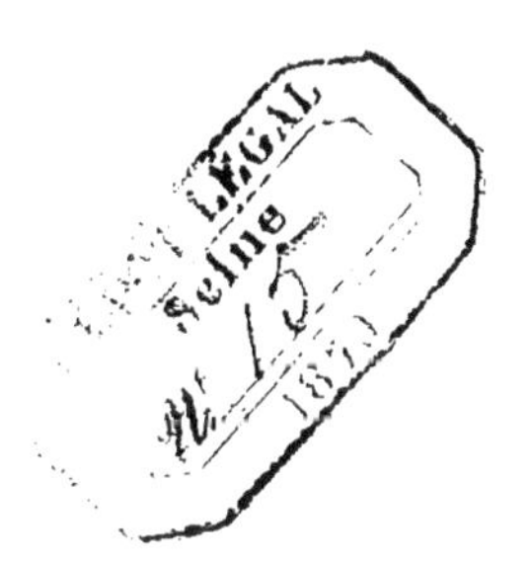

LA PÉDOTECHNIE

LA PÉDOTECHNIE

OU

L'ART DE DEVINER

ET MÊME

DE DÉTERMINER LE SEXE DES ENFANTS

PAR

LOUIS RABARDEAU

Prix : 1 franc

PARIS

LITHOGRAPHIE BOURREIFF, BOULEVARD DE SÉBASTOPOL, 100

1869

LA

PÉDOTECHNIE

OU

L'ART DE DEVINER

ET MÊME DE DÉTERMINER LE SEXE DES ENFANTS

Quand l'immortel Galilée eut découvert le mouvement de rotation de la terre, quant il eut jeté au milieu des savants une idée si étrange qui anéantissait d'une manière si imprévue toutes les notions de l'astronomie, une immense cabale se forma contre lui de tout ce que la science possédait alors de plus illustre; on le traita de visionnaire, d'insensé, que dis-je? on le jeta au fond d'un cachot comme un voleur ou un assassin vulgaire. Mais ni les rigueurs de la captivité, ni les imprécations des astronomes dont il s'était fait autant d'ennemis en ruinant leurs théories, ne purent lui faire apostasier ce que son bon sens lui démontrait être une vérité incontestable, et, du fond de son cachot, il s'écriait : « Et pourtant la terre tourne ! » Qu'est-il arrivé? Galilée, persécuté par ses contemporains, a ouvert à la science une ère nouvelle, a préparé les belles découvertes de Copernic et s'est acquis une gloire impérissable, tandis que ses détracteurs n'ont obtenu que le mépris, ou tout au moins l'oubli des siècles futurs.

Qui n'eût pas encore traité de rêveur et de fou, il y a trois siècles, celui qui aurait prédit que, dans un avenir prochain, un peu de vapeur emprisonnée dans un tube suffirait à traîner des masses énormes à des distances considérables et avec une vitesse jusqu'alors inconnue? Et cependant ce prodige de la science a été enfanté, et à chaque heure du jour le savant comme l'ignorant peuvent le constater et l'admirer.

Certes, celui qui écrit ces lignes n'a pas la prétention de vouloir se placer au rang de ces hommes illustres, de ces brillants météores qui n'apparaissent qu'à de rares intervalles à l'humanité pour l'éclairer et pour détruire comme par enchantement l'erreur dont elle se repaît; néanmoins, on ne pourra s'empêcher de reconnaître que le sujet qu'il traite est immense et d'une portée considérable, si, comme il en est persuadé, son esprit ne s'est pas jusque-là nourri de songes et de chimères.

Je ne sais quel étrange embarras s'empare de tout mon être au moment où je me résous à publier ces idées que je m'étais promis d'emporter avec moi dans la tombe, mais qu'un ami, auquel je les ai confiées, m'a déterminé à écrire. Vingt fois j'ai été sur le point de prendre la plume, vingt fois je l'ai rejetée loin de moi : la pensée d'un rire immense, universel, dont on accueillerait sans doute mon écrit glaçait mes résolutions les plus énergiques et accablait mon courage, car il en faut pour heurter des préjugés dont la date remonte peut-être à la création du monde.

Le sujet que j'aborde est délicat et la tâche va devenir doublement difficile pour moi; néanmoins, je mettrai toute mon application à me faire bien comprendre, tout en respectant les hautes convenances qui sont strictement requises pour des matières si difficiles à traiter, et je supplie le lecteur de ne voir dans ces lignes aucune intention blessante, car je fais complétement abstraction des personnes.

Rien n'est ici-bas le fait du hasard. Le hasard n'est qu'un vain mot, une chimère ou l'effet d'une cause inconnue et cachée. Tout est soumis à une règle ou connue ou secrète. Les planètes décrivent régulièrement leur orbite autour du soleil et sans jamais contrarier la double loi de la rotation et de l'attraction qui les maintient dans leur mouvement; le grain de blé confié au sein de la terre grandit et arrive à sa maturité, si les causes qui doivent produire cet effet, l'eau et la chaleur, ne lui font pas défaut.

Longtemps on a cru aussi que les vents, la pluie, le beau temps, toutes les variations de l'atmosphère étaient le produit du hasard, mais l'illustre Mathieu de la Drôme est parvenu par ses observations et les efforts de son intelligence, sinon à expliquer, du moins à prédire le retour périodique de ces variations. Or, si tout effet répond exactement à sa cause, de telle sorte que, connaissant la cause, on puisse pronostiquer sans crainte de se tromper l'effet qu'elle produit, est-il contraire au bon sens de prétendre que l'on peut aussi se rendre compte du sexe d'un enfant, si on connaît les causes qui doivent le faire naître plutôt garçon que fille, et réciproquement?

Il serait étrange, en effet, que ce qui touche d'une manière si essentielle à l'existence de l'être humain, je veux dire le sexe auquel il appartient, fût le simple produit du hasard. Il vous naît un garçon? N'en doutez pas, c'est un autre effet qui répond à sa cause. Vous avez une fille? C'est un autre effet qui répond à une cause différente. Or, cette cause, où la trouverez-vous? Évidemment dans l'homme et la femme qui sont les auteurs de l'enfant.

Mais, objecterez-vous, une cause double devrait produire un effet double, et l'expérience démontre qu'il ne naît presque toujours qu'un seul enfant.

Cette objection n'est pas sérieuse. La cause est double en tant que vous considérez séparément chacune des deux personnes qui concourent à la constituer, mais elle est unique parce qu'elle a besoin de l'union de ces deux personnes pour produire son effet. L'homme seul et la femme seule, ne sont pas des causes mais les éléments d'une cause unique. Cela étant bien compris, je vais entrer dans le vif de la question.

Tout le monde sait que la formation de l'enfant a lieu par la combinaison du sperme de l'homme avec celui de la femme, quand, des deux côtés, la matière séminale est disposée à faciliter cette combinaison. Si le sperme de l'homme est plus abondant, mieux disposé que celui de la femme, c'est lui qui l'emporte : il naît un garçon. Qu'est-ce, en effet, que le sperme de l'homme ? C'est une partie essentielle de son être, qui jouit de toutes les propriétés des autres parties du corps, *mâle*, puisqu'elle sort d'un être mâle, de même que le sperme de la femme est *femelle*, puisqu'il sort d'un être femelle. S'il n'en était pas ainsi, il ne faudrait admettre aucune harmonie, aucune règle certaine dans les lois de la nature ; les sucs de la terre, par exemple, en passant par le tronc d'un poirier, pourraient tout aussi bien produire une année des pommes, une autre année des figues. J'admets bien que souvent des causes secondaires peuvent arriver, en écartant ou même en détruisant l'influence de la cause principale, à occasionner des déviations notables dans l'effet qui eût dû être produit, mais alors ces déviations ne doivent pas être imputées à la prétendue cause principale, incapable de créer un effet qui lui soit étranger.

Ces notions préliminaires étant exposées, j'en tire les conclusions suivantes, qui me permettent de m'expliquer le sexe de l'enfant, et je dois dire que toujours, à la simple vue d'une femme enceinte et d'après la présomption des circonstances probables qui ont dû accompagner son état, j'ai prédit le résultat de l'accouchement longtemps avant qu'il n'arrivât. Je vais plus loin : je prétends que, presque toujours, il dépend de l'homme et de la femme de *déterminer* le sexe de l'enfant.

Si l'homme est vigoureux et bien disposé, s'il suit, non les inspirations de la passion brutale, mais la voix de la nature qui l'invite à se multiplier; si, en un mot, il est bien déterminé à produire un résultat, s'il n'a point prodigué inutilement ailleurs une certaine quantité de son sperme; si, d'un autre côté, la femme est d'une complexion plus faible que son mari, son sperme aussi sera plus faible et il naîtra un garçon.

Retournons maintenant la question et supposons, d'un côté, une femme fortement constituée, qui n'écoute que la voix du devoir, de l'autre un homme d'une complexion délicate et qui dépense ailleurs ses forces, il naîtra assurément une fille

Mais je prévois l'objection que vont me faire une foule de mes lecteurs : il me diront qu'ils sont d'une constitution plus vigoureuse que leur femme et que néanmoins ils ont eu une, deux, trois filles.

Pour leur répondre, je m'adresserai à leur conscience, à leur franchise. Je leur dirai : Rappelez-vous toutes les circonstances qui ont précédé la conception de votre fille. N'est-il pas vrai que grand fut votre étonnement quand vous vous aperçûtes que votre femme était enceinte, attendu que vous pensiez avoir pris toutes vos mesures pour que ce résultat ne se produisît pas? N'est-il pas vrai que le jour, l'heure même où la formation de cette enfant a eu lieu, vous n'aviez nullement l'intention d'ajouter à votre famille un nouveau membre? Que s'était-il donc passé? Ce jour-là vous n'aviez écouté que l'attrait du plaisir, mais vos calculs avaient été déçus, une faible quantité de votre sperme s'était alliée à une quantité bien plus abondante du sperme de votre femme et avait suffi pour le vivifier. Or, comme les principes de vivification que vous aviez apportés pour la création de l'enfant étaient inférieurs en nombre et peut-être aussi en disposition de votre femme, il vous est né une fille.

Qu'on me permette de rapporter ici un fait que je ne

puis révoquer en doute. Je compte parmi mes amis un homme d'une constitution robuste, jeune encore, uni à une femme d'une taille et d'une complexion ordinaires. Après deux années de mariage il eut un fils qui, par sa gentillesse, par les traits de son intelligence déjà naissante, leur faisait concevoir les plus brillantes espérances. Mais tous les rêves dont se berçait sa tendresse paternelle ne tardèrent pas à s'évanouir : l'enfant mourut. Qu'on juge de la douleur du père et de la mère ! Ils étaient inconsolables. Quelque temps après ce fatal événement, le hasard me mit face à face avec cet ami. Comme je connaissais le motif de la tristesse qui l'accablait, j'essayai de chasser de son esprit les sombres idées qui l'obsédaient sans relâche, mais ce fut en vain ; il persistait à m'entretenir du sujet qui l'occupait nuit et jour. Tout en causant de la sorte, il me fit un jour cette réflexion qui me frappa, tant elle me parut étrange et inattendue : « Non, je ne veux plus avoir d'enfants, car, malgré tout le courage dont je me sens capable, je ne voudrais pas qu'une seconde perte me rejetât dans les mêmes douleurs ; je sens que j'en mourrais. » Ces mots restèrent profondément gravés dans ma mémoire. Mais quel ne fut pas mon étonnement quand, environ un an après cet entretien, il vint m'annoncer lui-même que sa femme était enceinte ! Effectivement, quelques mois après elle accoucha.... d'une fille ! Un autre jour que cet ami était de bonne humeur et paraissait ne plus être si considérablement attristé de la perte de son premier garçon, je lui parlai de sa petite fille et lui rappelai le serment qu'il m'avait fait de ne vouloir plus avoir d'enfants. Il me répondit naïvement qu'il ne savait pas comment cela s'était fait, qu'il avait toujours eu l'intention de tenir sa promesse, mais que d'ailleurs il bénissait la Providence d'en avoir décidé autrement.

Le lecteur comprendra maintenant tout aussi bien que moi comment cela s'était fait. Voilà l'histoire de bien des personnes ; voilà une vérité dont beaucoup de gens pourront se faire à eux-mêmes l'application.

Vous qui lisez ces lignes, combien n'en avez-vous pas entendu vous dire qu'ils ne voulaient avoir qu'un, deux enfants, et qui, contrairement à une intention bien arrêtée, en ont eu un nombre double, triple ? Et, dans ce cas, les derniers nés sont presque toujours des filles.

Bien souvent j'ai remarqué que des hommes de forte complexion, après avoir eu plusieurs garçons, avaient encore une ou deux filles après un laps de temps assez long et dans un âge relativement avancé, et je trouvais là la confirmation de mon même principe.

Et si ces réflexions ne suffisent pas pour convaincre l'esprit de mes lecteurs, je donnerai une autre preuve triste, humiliante pour notre espèce, mais concluante.

Tout le monde sait que le vice hideux de l'ivrognerie étend surtout son influence au fond des campagnes ; des paysans, d'une santé vigoureuse, après avoir rivalisé par l'excès du travail et de la fatigue avec les bêtes de somme, après avoir arrosé la terre de leurs sueurs pendant six jours de la semaine, vont s'enfermer toute la journée du dimanche dans un cabaret infect pour s'y gorger de boissons enivrantes et de liqueurs fortes. Qu'arrive-t-il alors ? Privés de raison, ivres de vin et de débauche, leurs passions ne connaissent plus aucun frein : ils veulent à tout prix les assouvir. L'infortunée que sa mauvaise étoile a attachée au sort de cette brute à face humaine est contrainte, malgré son dégoût et ses larmes, de se plier aux brutales exigences de son mari. Ce dernier ne raisonne plus alors, il suit le mouvement de sa passion, il agit sans se rendre compte de son acte, et bientôt un nouveau-né vient augmenter la misère de la famille. Presque toujours, dans cette cirsonstance, il naît un garçon.

Ces détails hideux, dégoûtants, je les tiens de cette classe de personnes qui, au fort de leur ivresse, me les racontaient avec un cynisme révoltant, et je me serais bien gardé de les reproduire ici s'ils n'avaient apporté à ma thèse un appoint considérable.

Une autre considération m'a amené à découvrir cette vérité que j'expose ici, c'est le lien souvent étroit qui existe entre l'intelligence et la complexion des enfants et l'intelligence et la complexion des parents. Il est rare qu'un couple grand, vigoureux et bien portant produise un enfant petit, malingre et maladif ; il n'est pas moins rare qu'un couple de nains produise un géant. Je sais que cette règle admet quelques exceptions, et encore, si l'on examine la chose de bien près, il ne sera pas difficile de les y faire rentrer. Souvent, en effet, j'ai remarqué qu'un jeune homme fort grand, issu de parents de petite taille et bien portants, était mal constitué, mince et efflanqué, faible et souffrant, tandis que le fils qui atteint, sans la dépasser, la taille de ses parents, leur ressemble aussi en constitution, souvent même en caractère et en intelligence. La raison de cette ressemblance est évidente : le corps de l'enfant a commencé par être une portion du corps du père et de la mère, il est leur propre substance ; il doit donc jouir de toutes leurs propriétés comme, en chimie, l'atome d'un corps composé contient les mêmes substances que le corps tout entier, quelque volumineux qu'il soit.

Ainsi cette partie de soi-même que l'homme et la femme dégagent pour former l'enfant ne peut pas changer de nature : le fœtus qui est déposé dans le sein de sa mère après la conception n'est qu'une continuation des deux êtres qui ont concouru à lui donnner la naissance, et leur ressemblera plus tard si aucune cause étrangère ne vient le déranger pendant sa croissance. Ce serait une observation curieuse à faire qu'un fils suivant exactement le même genre de vie que son père ; il me semble que l'existence du second devrait être semée des mêmes incidents que celle du premier. Bien qu'il soit de toute impossibilité de faire cette observation, on admettra au moins que le fils qui copie l'existence de son père jouira à peu près des mêmes avantages physiques.

J'ai dit encore plus haut que très-souvent l'enfant ressemble en intelligence à ses parents. Bien que l'intelligence soit, à proprement parler, un attribut de l'âme, je n'ai pas prétendu par là que nos parents qui ont pu, en abandonnant une partie de leur substance, former notre corps, ont pu aussi donner naissance à notre âme qui, étant esprit, c'est-à-dire qui échappe à toutes les lois de la matière, est par conséquent simple et indivisible et ne peut pas détacher une partie d'elle-même, ce qui serait contraire à son essence. D'où vient donc cette ressemblance qui existe très-souvent entre l'intelligence des parents et celle des enfants ?

Si l'âme n'est pas de même nature que le corps, il est certain pourtant que sa condition est d'être liée d'une façon étroite avec lui, de telle sorte qu'elle n'a pas sa plénitude d'action quand son compagnon n'est pas lui-même dans son état normal. Qu'est-ce autre chose que les rêves pendant le sommeil, sinon un travail de notre âme qui essaye de se construire des images fantastiques pendant que le corps est plongé dans une mort momentanée ? Et comme elle n'a plus son point d'appui ordinaire, comme d'un autre côté elle n'est point limitée par la distance, elle se livre à des bizarreries que tout le monde connaît. Tel commence un rêve en France qui va le finir en Amérique ; tel autre admire les magnifiques proportions d'une cathédrale imaginaire qui, quelques instants après, se trouve transporté au milieu des montagnes sans aucune transition, sans qu'il puisse se rendre compte de ce changement si étrange. Il est certain que notre âme et notre corps exercent l'un sur l'autre une influence réciproque. Que le corps soit malade, étendu sur un lit de douleur, l'âme aussi s'en ressentira ; elle n'aura plus cette vivacité dont elle jouissait pendant la bonne santé du corps. Qu'elle soit à son tour sous l'étreinte d'une émotion trop forte, le corps ne tardera pas à en recevoir le contre-coup.

Ce qui prouve encore d'une manière concluante l'harmonie qui existe entre le corps et l'âme, c'est le résultat qui ressort de la comparaison de l'intelligence de l'homme avec celle de la femme. De même que le corps de la femme a quelque chose de plus frêle, de plus délicat, de moins anguleux que celui de l'homme, de même aussi son intelligence est généralement plus légère, plus délicate, moins profonde. Celle de l'homme est plus rude, mais plus profonde ; celle de la femme est plus faible, s'attache de préférence à des choses peu importantes et ne pénètre guère au delà de leur surface. . . . .

Si j'ai tant insisté sur l'union intime des deux éléments, pourtant si distincts, qui constituent notre être, c'était pour arriver à cette conclusion que l'intelligence, qui est une fonction de l'âme, doit être en rapport, dans une certaine mesure, avec la structure physique du corps. Or, comme j'ai fait remarquer plus haut que généralement le corps du fils est dans les mêmes conditions que celui des parents, il en résulte que son intelligence, son caractère, les facultés de son esprit sont, à peu de chose près, identiques à l'intelligence, au caractère, aux facultés de l'esprit des parents, à moins que l'on ne nie le lien étroit qui unit l'âme au corps, ce qui paraîtrait déraisonnable. Puis il ne serait plus vrai de dire, si cette ressemblance n'existait pas, que deux causes semblables doivent, *à priori*, produire deux effets semblables.

Cette dissertation un peu philosophique que je donne à mon lecteur ne se lie peut-être pas d'une manière bien palpable au sujet que je traite : je ne l'ai reproduite ici que pour indiquer la marche qu'a suivie mon esprit pour arriver à la découverte de la vérité. Ces considérations, en effet, m'ont décidé à croire que le sexe de l'enfant est nécessairement déterminé par l'un des deux sujets qui concourent à le former, et je tire de là les règles suivantes, que je regarde comme incontestables.

L'homme étant généralement plus fort que la femme, ayant, par conséquent, un sperme plus actif qu'elle, il devrait presque toujours naître un garçon, contrairement au résultat véritable qui nous apprend qu'il naît chaque année un nombre plus considérable de filles. D'où vient cette différence qui se produit dans un sens opposé à celui qui devrait avoir lieu? De plusieurs causes :

1° De l'alliance d'une femme forte avec un homme faible, ce qui fait qu'elle l'emporte presque toujours sur son mari ;

2° De la disposition du moment, de l'état sanitaire du corps, ce qui peut occasionner des déviations notables dans l'action du sperme ;

3° De la disposition morale qui fait que l'on recherche la plupart du temps l'assouvissement de la passion, ce qui produit d'abord un effet qu'on ne cherchait pas, et, en outre, un effet tout contraire à celui qu'on aurait pu produire ;

4° Enfin des excès auxquels on s'est autrefois livré et par lesquels on a ruiné sa vigueur et sa santé.

On s'est parfois demandé les causes de l'affaiblissement du corps chez un grand nombre d'individus, et l'on a donné une foule de réponses qui ne me semblent pas aller au cœur de la question. On a parlé de l'action de la température, du raffinement de la civilisation, de la soif de plus en plus ardente des passions. Sans doute toutes ces choses peuvent exercer une influence sur l'énervement du corps; mais je crois qu'il faut chercher ailleurs la cause principale et directe. Dans tous les temps et dans tous les lieux les variations de la température ont été les mêmes : je défie qui que ce soit de citer un auteur, quelque ancien qu'il puisse être, qui, en parlant de l'Afrique, ne nous la représente comme une contrée exposée aux brûlantes ardeurs du soleil et ne nous décrive les régions septentrionales comme le séjour du froid et de la neige. De même que la terre ne s'écarte jamais de la route que la nature lui a assignée, de telle sorte qu'on peut longtemps à l'avance fixer la place qu'elle occupera dans l'espace à une époque déterminée, de même aussi les variations de la température doivent dépendre d'une règle inconnue peut-être, mais qui n'en existe pas moins. Et si ces variations reparaissent toujours dans le même ordre après un certain laps de temps, elles ne peuvent pas amener des dérangements notables dans la constitution du corps humain.

On parle encore des raffinements du luxe, des excès de table. Voilà uue cause plus sérieuse peut-être que la première, mais qui ne résout pas d'une manière satisfaisante le problème qui nous occupe. Est-ce donc que les Romains, sous les empereurs, étaient étrangers au luxe et à la bonne chère? Nous étalons des magnificences qui auraient lieu d'effrayer l'imagination; nous possédons des Vatels qui font pour flatter notre palais blasé des prodiges; mais que l'on daigne lire dans les historiens romains la description des fêtes et des festins de leurs contemporains, et nous nous convaincrons nous-mêmes que nous sommes loin de leurs raffinements et de leur luxe. Et cependant il est certain que ces Romains, qui déjà sous Auguste et sous ses successeurs ne refusaient à leurs sens aucune satisfaction, qui étaient blasés sur toutes les jouissances de la matière, qui, au sortir de leurs bains somptueux, où le luxe n'avait rien épargné, couraient aux combats du cirque pour y trouver des émotions d'un nouveau genre capables de réveiller dans leurs cœurs flétris le peu de sentiments qui pouvaient y surnager encore, il est certain, dis-je, que ces mêmes Romains étaient de beaucoup supérieurs aux hommes d'aujourd'hui au point de vue des forces physiques.

On a dit encore qu'il règne à notre époque un libertinage effréné, que l'homme épuise dans les excès de la débauche tout ce qu'il a de vigueur et d'énergie, qu'une quantité innombrable de jeunes gens sont vieux et décrépits à trente ans. Il n'est que trop vrai : le vice devient général et s'affiche hautement dans tous les lieux, dans toutes les conditions; chacun a soif de plaisir, et chacun veut à n'importe quel prix étancher sa soif ardente. Mais croira-t-on sérieusement que l'homme est autre aujourd'hui qu'il n'était il y a un, dix, vingt siècles? Etait-il donc autrefois exempt de passions? Si nous inclinions à cet avis, nous n'aurions qu'à ouvrir l'histoire, et nous y verrions à chaque ligne, à chaque page, la preuve du contraire. N'était-elle donc pas corrompue effrontément cette époque de l'empire romain où des mères, des femmes, des filles d'empereur ne rougissaient pas de se prostituer à la face de l'univers, dédaignant de jeter au moins un voile de mystère sur leurs infâmes débauches? Et si des personnes sur lesquelles leur rang devait attirer tous les regards reculaient à peine devant l'assouvissement de leurs passions, que devait-il en être du menu peuple obscur, ignoré, qui pouvait sans trop de peine envelopper ses actions dans le secret.

Voilà, sans doute, des causes de l'affaiblissement graduel des forces physiques d'une foule d'individus; mais, d'après les idées reçues jusqu'à ce jour, cet affaiblissement incontestable devrait s'attaquer à l'individu en particulier, et non à la génération qu'il crée. Or, comment se fait-il, au contraire, que, dès le sein de sa mère, l'enfant est prédestiné à être plus faible que ne l'étaient ses parents? Le voici : le jeune homme, vigoureux à vingt ans, s'est marié, je suppose, à vingt-cinq, faible, épuisé, vieilli par ses passions ; le sperme qui se détache de lui pour former l'enfant n'a plus cette vigueur native du jeune âge ; il est faible comme tout le reste de son corps, puisqu'il en est une partie essentielle ; or, l'enfant qui croît, qu'est-ce autre chose que ce sperme affaibli qui peut bien se développer, mais non se débarrasser de cette faiblesse native qui fait partie intégrante de son existence? Qu'on ose m'affirmer le contraire, j'aurai pour preuve des millions d'individus qui ont perdu dans les excès une santé florissante et qui ont eu des enfants délicats et souffreteux.

Ce n'est donc pas un système plus ou moins ingénieux que j'expose ici, mais bien le fruit de l'observation que chacun de mes lecteurs sera à même d'obtenir comme moi, car je n'avance rien qui ne soit connu de tout le monde.

Comment expliquera-t-on cette différence notable qui existe, à une même époque, entre les hommes du Nord et ceux du Midi, pour la taille, la vigueur et la durée de la vie? On invoquera le climat. Je ne nie pas son influence, mais voici comment. Une température ordinairement chaude porte dans les sens un feu dévorant qu'il faut éteindre à tout prix, inconvénient qui se produit moins chez les hommes des pays froids ou tempérés.

Cette distinction si simple expliquerait peut-être les

grandes différences des religions qui, de tout temps, se sont partagé l'univers. On pourrait remarquer qu'en descendant des pôles vers l'équateur, les croyances et les pratiques religieuses vont en se relâchant graduellement et en se matérialisant. Aussi loin que nous portent les souvenirs historiques, la Gaule, la Germanie, aujourd'hui l'Allemagne, toutes les contrées septentrionales en un mot, avaient une religion entièrement en rapport avec leurs mœurs : ils se plaisaient à se forger des dieux avec des idées guerrières comme eux-mêmes, à se figurer un paradis où leur éternel bonheur consisterait à boire la bière et l'hydromel dans le crâne des ennemis qu'ils auraient vaincus. Rarement on les voyait adorer des divinités impures, ou si, par hasard, ils leur rendaient un culte, ce culte n'était que bien secondaire. Descendons plus au midi, dans la Grèce, dans l'Egypte, dans la Perse, dans l'Inde, et nous verrons que les religions se matérialisent d'une façon effrayante. Toutes les passions, surtout les passions impures, y sont représentées par une divinité, c'est à peine si vous rencontrez quelque rare dieu ou déesse qui ne soit pas souillé d'une action honteuse. Celui qui a une certaine connaissance de la mythologie se rappellera les intrigues que l'on a inventées pour Mars lui-même, le dieu de la guerre. Et Jupiter le roi des dieux, le maître de l'univers sera-t-il au moins un modèle de vertu ? Ouvrez et lisez.

Aujourd'hui encore cette différence entre les religions existe d'une manière frappante. En deçà de cette grande ligne de séparation formée par le Caucase, la mer Noire, le Danube et la Méditerranée, nous trouvons les peuples chrétiens qui, s'ils diffèrent entre eux sur plusieurs articles, se relient cependant ensemble par la croyance aux principes généraux; au delà de cette ligne habitent les peuples mahométans ou idolâtres, dont les croyances se matérialisent, et chez lesquels la polygamie, ce thermomètre de la moralité d'un peuple, est autorisée.

A Dieu ne plaise qu'on ne conclue de ces lignes que le climat est la cause unique des différences qui existent entre les religions! nous détruirions ainsi le libre arbitre de l'homme qui, en quelque lieu, sous quelque influence qu'il se trouve, est toujours le maître absolu de sa volonté : ce qui explique que l'homme étant partout doué des mêmes sentiments est pourtant plus austère, plus sérieux, plus lent, plus réservé, plus positif, à mesure qu'il s'approche des froides régions des pôles, tandis qu'il nous apparaît plus efféminé, plus énervé, plus poétique dans les zônes tempérées ou torrides. Mais revenons à notre sujet.

Il est un mystère que la science est impuissante à expliquer : je veux parler de l'hermaphrodite, de cet être étrange qui participe des deux sexes, est tout à la fois mâle et femelle. Toutes les fois qu'on a demandé à la science la raison de cette apparente anomalie, elle a répondu : mystère ! J'avoue que ce phénomène est capable d'effrayer la raison et l'imagination, et qu'il est difficile à ceux qui se forgent là-dessus des idées erronnées d'en saisir la clef ; pourtant ce mystère n'est point en réalité si inexplicable qu'on voudrait le faire croire ; au contraire, il est la déduction naturelle des principes si simples que le lecteur à vus exposés dans les premières pages de cette brochure. Admettons en effet (ce qui est dans les choses possibles), que l'homme et la femme qui concourent à la formation de l'enfant soient de même force, de même constitution, que le sperme qui se détache de chaque individu soit égal des deux côtés en force, en quantité, en disposition, que résultera-t-il de cette alliance? Il y aura lutte entre le sperme de l'homme et celui de la femme, mais, comme les conditions seront égales de part et d'autre, le résultat sera indécis, ou plutôt il participera de ses deux auteurs en devenant un composé de l'un et de l'autre. Rien de plus logique, rien de plus naturel. En admettant qu'il n'y eût là qu'un système avancé, toujours est-il que ce système aurait au moins l'avantage de s'appuyer sur quelque chose de sûr, la raison, et de rejeter cette ridicule intervention du hasard, qui n'est lui-même qu'une création de l'ignorance, applicable aux choses qu'elle ne peut sonder. Ainsi l'hermaphrodite, cet être qui participe des deux sexes, et qui est pour la science un problème si embarrassant, trouve son explication naturelle dans la combinaison égale du sperme de l'homme et de la femme. Que cette monstruosité ne puisse se produire que de loin en loin, il ne faut pas s'en étonner, car il est rare qu'il ne se trouve pas dans le sperme de l'un des deux individus qui concourent à la formation de l'enfant quelque légère différence qui établisse la prédominance de l'un sur l'autre. Si l'on n'admet pas cette solution évidente d'un fait si étrange, comment l'expliquera-t-on?

Concluons donc de tout cela que le sperme de l'homme est *mâle*, comme celui de la femme est *femelle*, et il ne sera pas difficile de déduire de ce principe général que celui des deux sujets qui coopérera le plus à la formation de l'enfant en déterminera le sexe en sa faveur. La science admet bien que le sperme est une des parties intégrantes de notre corps; pourquoi donc ce sperme serait-il *mâle* dans une femme dont toutes les parties du corps sont *femelles*, et réciproquement? Je sais que les deux sexes ont les bras, les jambes, la tête semblables; néanmoins, il y a dans les contours, dans les formes, quelque chose qui suffit à l'anatomiste pour décider auquel des deux sexes appartient l'un ou l'autre de ces membres.

Si donc il y a pour le sexe unité dans le corps, pourquoi le sperme qui est une partie du corps ne se rattacherait-il pas, lui aussi, à cette unité? La raison suffit pour amener la découverte de cette vérité ; l'expérience, ce grand maître plus fort que toutes les théories, vient lui donner sa sanction irréfutable.

Résumons en peu de mots tout ce qui a fait le sujet de cet écrit. Chez l'homme, sperme *mâle*, comme tout le reste de son corps ; chez la femme sperme, *femelle*. Toutes les fois qu'il y a combinaison, le sperme qui l'emporte par son abondance, ses dispositions, détermine le sexe de l'enfant en sa faveur. Et à ce sujet qu'on me permette de faire ici une supposition qui a peut-être sa raison d'être. Dans les quelques jours qui précèdent l'arrivée des règles de la femme, ses esprits animaux doivent aussi se ressentir de ce malaise de la nature ; il est donc probable que son sperme est, moins qu'en tout autre temps, propre à la génération, donc, si la combinaison a lieu, il devra naître un garçon, surtout si la femme est plus faible que son mari. Mais si la conception s'opère immédiatement après les règles, le sperme de la femme qui a rejeté toutes les impuretés de ses esprits animaux doit être plus actif, plus pur, et, toutes proportions étant égales, c'est elle qui fixera le sexe de l'enfant.

Il résulte de cela : 1° que la femme serait moins sujette à concevoir immédiatement avant ses règles ; 2° que, si pourtant il lui arrivait de concevoir, ce ne serait pas elle qui l'emporterait.

Bien que toutes ces considérations si logiques, si simples, eussent pu suffire pour établir la vérité de la thèse que je soutiens, j'ai néanmoins voulu qu'il n'y eût pas lieu dans mon esprit au plus léger doute, afin d'offrir aux lecteurs et la logique de l'intelligence et la logique non moins concluante des faits. Je m'étais dit *a priori* : En 1847 et en 1848, époque où tout était si cher, où la misère était si grande, le peuple devait être moins désireux d'augmenter encore les embarras de la situation par l'addition d'un nouveau membre à sa famille, qu'en 1865 où toutes les denrées étaient à bas prix. En 1847 il a donc dû 1° se produire moins de naissances qu'à l'habitude ; 2° naître une quantité relativement plus considérable de filles, et tout le contraire à dû se présenter en 1865.

J'ai voulu consulter les registres de l'état civil de plusieurs communes, afin de confirmer mes prévisions par des chiffres, et partout le résultat à répondu pleinement à mon attente. Le tirage au sort de cette année (1), lequel était précisément composé de garçons nés dans l'intervalle de 1847 à 1848, est venu ajouter à mes observations une confirmation nouvelle : dans beaucoup de cantons le nom-

---

(1) Ces lignes étaient écrites en 1868.

bre des jeunes gens était de beaucoup inférieur à celui des années précédentes. C'est ainsi que pour l'année présente, où la vie est si coûteuse, nous pourrions affirmer avec une certitude morale qu'il naîtra un nombre bien plus considérable de filles que de garçons (1).

A ceux donc qui veulent s'engager dans les liens du mariage et qui désireraient avoir des garçons plutôt que des filles, nous dirons : Prenez une femme dont la complexion soit plus faible que la vôtre ; suivez, mais ne forcez jamais la nature; surtout, gardez-vous bien d'aller dépenser au dehors votre santé et votre force, vous trouveriez dans votre propre intérieur le châtiment de votre conduite.

A ceux qui voudraient des filles, nous dirions au contraire : Que celle sur laquelle vous aurez jeté les yeux pour

(1) Au moment où je terminais cette brochure, je m'assurai que mes prévisions avaient été pleinement confirmées et même dépassées. Les opérations du tirage au sort de cette année (1868) ont constaté qu'il y a eu un déficit de seize à dix-huit mille jeunes gens sur les années précédentes; c'est presque un vingtième en moins du nombre ordinaire. Ce chiffre considérable est plus éloquent que les plus belles dissertations et la meilleure réponse à faire à ceux qui ne voudraient pas se rendre aux raisons pourtant bien concluantes émises dans cette brochure.

Je suis, d'un autre côté, presque sûr (bien que je n'aie pas pour moi l'autorité d'un chiffre exact) qu'il a dû naître de 1847 à 1848 autant, et probablement même, plus de filles que dans les années ordinaires. Je n'ai pu faire là-dessus que des observations toutes locales qui, d'ailleurs, ont répondu parfaitement à mon attente.

en faire la compagne de votre vie ait une constitution plus forte que la vôtre, et, quand la voix de la nature vous invitera à augmenter votre famille, ne donnez à votre femme que la quantité suffisante de sperme pour faciliter la combinaison. Néanmoins, j'avoue qu'il ne faudra pas s'en rapporter exclusivement à la complexion des deux époux ; il faudra tenir compte aussi des circonstances, des dispositions du moment.

Qu'on me permette de ne pas poursuivre plus loin mes observations, car j'ai promis en commençant cette brochure de respecter les hautes convenances que comportait mon sujet, et je craindrais, en allant plus avant, de ne pas tenir entièrement ma promesse. Du reste, je suppose à mon lecteur assez de sagacité pour tirer sans efforts les conclusions que je ne puis confier à ce papier. J'en ai dit assez pour être compris : abaissons sur tout le reste un voile d'ailleurs si transparent que chacun pourra entrevoir facilement ce qu'une plume pudique ne doit pas écrire.

Et maintenant, cher lecteur, vous connaissez aussi bien que moi cette science de deviner, que dis-je ? de fixer le sexe des enfants. Vous me direz peut-être : « Vous illusionnez-vous au point de croire que beaucoup de ceux qui connaîtront votre secret se rendront aux conseils que vous leur donnez et chercheront sérieusement à les mettre en pratique ? Pensez-vous que, contrairement à l'usage établi, le nombre des garçons va désormais dépasser celui des filles? »

Je vous répondrai : non; et pour plusieurs raisons. D'abord il faudrait métamorphoser l'homme tout entier, le débarrasser de la lourde chaîne de ses passions, ce qui est une utopie irréalisable. Jamais il ne consentira à briser cette chaîne si forte qui l'attache aux plaisirs, autant vaudrait essayer d'arrêter le flux et le reflux de l'Océan, de forcer la Loire à refluer vers sa source. Cette soif du plaisir que nous portons naturellement en nous et que nous ne parvenons à étouffer qu'au prix des efforts les plus énergiques fait comme une des parties essentielles de notre être, il n'est aucun membre du genre humain qui échappe à son influence : elle est née avec Adam et elle ne s'éteindra qu'avec le dernier souffle du dernier de ses descendants.

Puis, allez donc alléguer des raisons de complexion et de force dans les mariages au siècle où cet acte si important n'est plus qu'un marché vulgaire! Toujours le jeune homme qui a usé sa vigueur et sa santé dans les plaisirs voudra passer le reste de ses jours dans une opulente oisiveté, ne considérera dans la personne qu'il cherche que la dot qu'elle lui apporte par son contrat et la fortune dont elle héritera un jour. Dans ce siècle du positivisme par excellence, où l'on a horreur du travail, où d'ailleurs l'on a tant de distractions dont il est si facile de jouir avec un peu de fortune, où l'on sait à quinze ans ce qu'on ne connaissait autrefois qu'à quarante, où l'on ne considère le mariage que comme une chaîne insupportable qui anéantit votre liberté, qui vous retient au foyer domestique, où l'on n'adore que l'or et l'argent, où la politesse, la galanterie, l'amitié ne sont plus qu'un adroit mensonge, le jeune homme qui voudra se marier aura-t-il quelque considération pour la santé, la beauté, l'esprit d'une jeune fille? Je laisse à mon lecteur le soin de faire la réponse. Combien de fois n'ai-je pas assisté à des conversations de ce genre :

« Vous êtes en âge de vous marier, mon ami : vous avez vingt-huit ans. Je connais une jeune personne qui ferait parfaitement votre affaire, mademoiselle X***; elle est jeune, dix-huit ans; figure agréable, caractère délicieux : ses parents n'ont rien négligé pour son éducation; elle attrape passablement une pièce de vers français; elle dessine, elle touche du piano.

— Oui, ce sont là des qualités fort dignes d'attention, et.... sa dot sera?...

— De vingt mille francs.

— C'est assez mesquin.

— Je connais encore une autre jeune fille qui doit avoir cinquante mille francs de dot, mais elle est maladive, ce qui a nui beaucoup à son instruction; de plus, ses souffrances lui ont donné un caractère quelque peu acariâtre, et on la dit un peu gauche.

— Que voulez-vous, mon cher ami, il ne faut pas non plus être d'une exigence outrée : toutes les femmes ne peuvent avoir l'esprit d'une madame de Sévigné ; quant au caractère, il se forme plus tard, et, au pis aller, on en vient toujours à bout. Et elle aura un jour de ses parents?..

— Deux cent mille francs.

— Voilà un chiffre qui doit donner à réfléchir ; oui, monsieur, je vais faire de très-sérieuses réflexions. »

Et ce jeune homme qui parle de la sorte, je n'ai pas été seul à le rencontrer, vous l'avez vu vingt fois vous-même, mon cher lecteur, car il est partout, en Normandie comme en Provence, en Poitou comme en Bourgogne. Ce serait donc une sotte illusion que de prétendre opérer là une réforme radicale, et que d'espérer ramener la génération présente à la simplicité des mœurs primitives : le torrent est trop impétueux pour que l'on essaye de lui opposer une digue. Sans doute l'immense majorité suivra la pente qui l'a entraînée jusqu'à ce jour : vous-même peut-être, mon cher lecteur, vous aurez bientôt oublié les importantes révélations que je viens de vous faire, le tracas de vos affaires, le soin de votre plaisir trouveront plus d'écho dans votre cœur que ma faible voix. Pourtant j'ai l'espoir qu'un certain nombre de ceux qui liront ces lignes voudront mettre à profit la vérité que je leur enseigne, et j'aurai ainsi la consolation de n'avoir pas travaillé complétement en vain. Je sais que les incrédules ou ceux qui ont intérêt à ce que la lumière ne se fasse pas, afin de pouvoir plus facilement régner dans les ténèbres, ne manqueront pas de secouer en riant la tête et de me jeter à la face les épithètes peu flatteuses de rêveur et de visionnaire ; qu'importe ? J'aurai du moins la conscience d'avoir pu être utile à quelques-uns de mes semblables, et cette pensée me dédommagera largement des railleries qui vont sans doute pleuvoir à mon adresse. Mais le triomphe de mes détracteurs sera court : bientôt l'expérience viendra donner à mes idées sa sanction irréfutable, et les rieurs se tourneront alors de mon côté.

Un jour que je demandais à un ex-étudiant en médecine de la Faculté de Paris si la science n'avait pas trouvé le moyen de fixer le sexe des enfants, il me répondit que la création de l'être humain étant un mystère impénétrable, il fallait laisser au hasard le soin de continuer l'œuvre dans laquelle il avait montré plus d'habileté que toutes les théories, et que le jour où l'on surprendrait à la nature son secret, serait un jour véritablement malheureux, attendu que chacun voudrait avoir des garçons et qu'il y aurait bientôt disette de femmes. Je crois qu'il avait considéré la chose trop théoriquement, et qu'il n'avait pas tenu compte des passions du cœur humain qui sont la plus grande garantie pour l'avenir et qui n'apporteront à l'état actuel des choses qu'une modification insignifiante. Qu'ils seront rares ceux qui auront le courage de mettre toujours en pratique ces leçons ! Non, cette découverte ne sera pas un malheur ; il me semble, au contraire, qu'elle devra être pour beaucoup une source de joie et de bonheur. Telle est la pensée qui m'a dirigé dans cet ouvrage ; ami lecteur, puissiez-vous retirer quelque fruit de cette lecture.

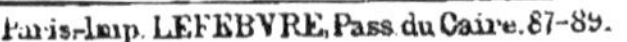

Paris-Imp. LEFEBVRE, Pass. du Caire. 87-89.

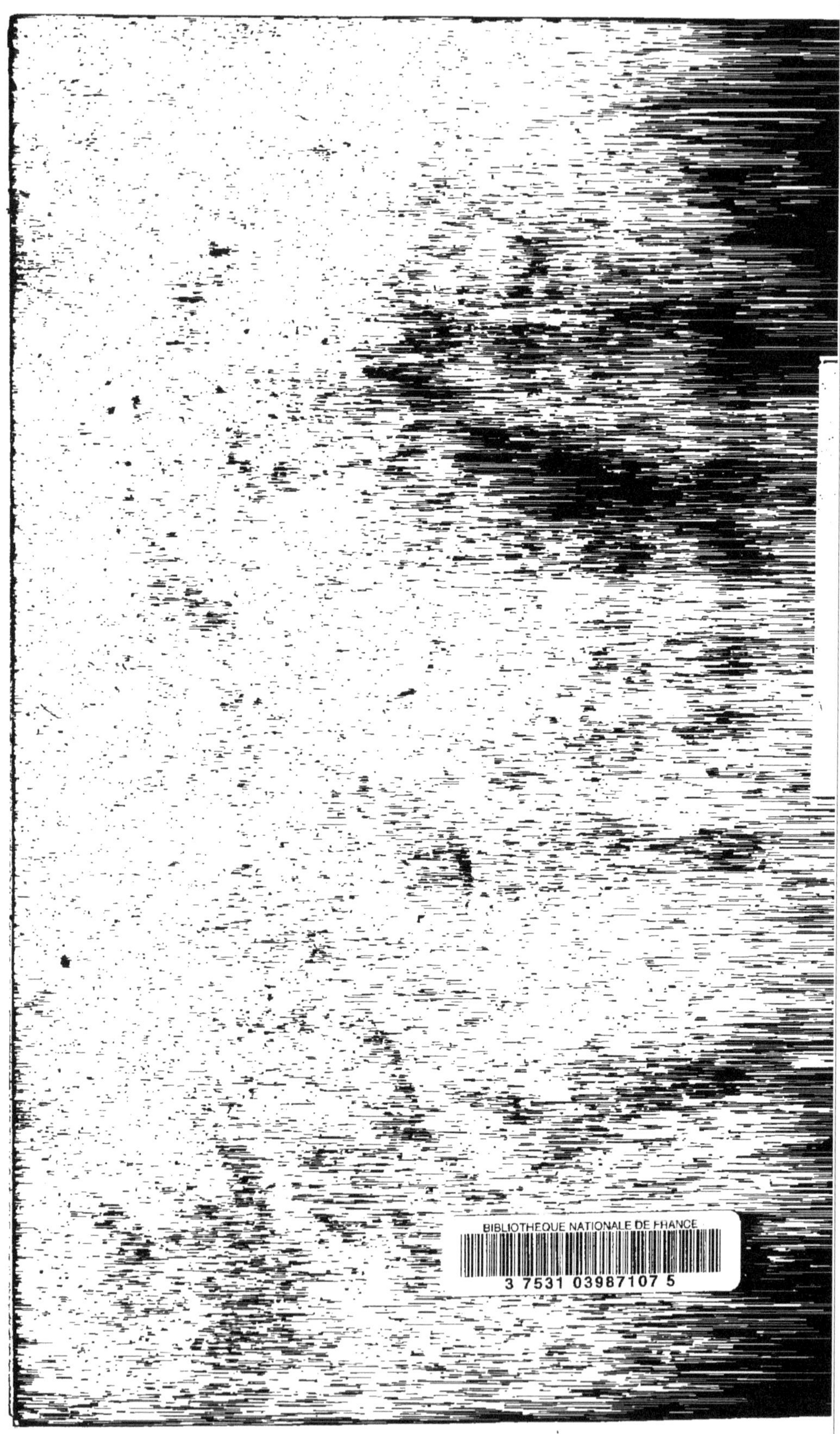

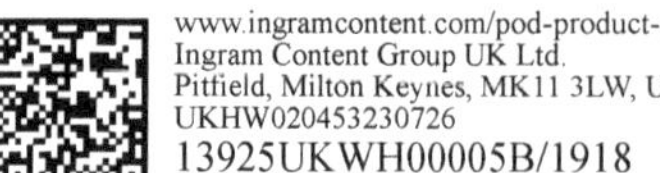
www.ingramcontent.com/pod-product-compliance
Ingram Content Group UK Ltd.
Pitfield, Milton Keynes, MK11 3LW, UK
UKHW020453230726
13925UKWH00005B/1918

9 782014 429688